BEI GRIN MACHT SICH IHR WISSEN BEZAHLT

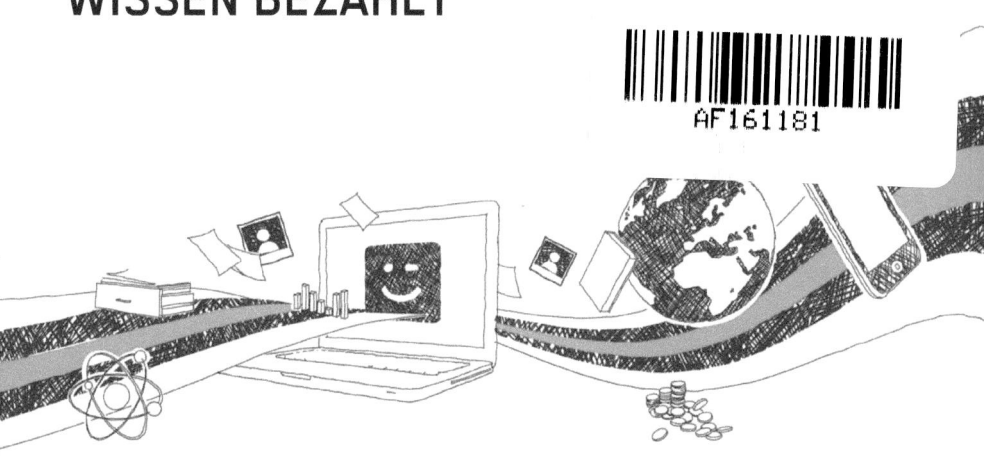

- Wir veröffentlichen Ihre Hausarbeit, Bachelor- und Masterarbeit

- Ihr eigenes eBook und Buch - weltweit in allen wichtigen Shops

- Verdienen Sie an jedem Verkauf

Jetzt bei www.GRIN.com hochladen und kostenlos publizieren

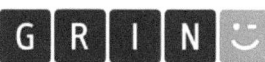

Bibliografische Information der Deutschen Nationalbibliothek:

Die Deutsche Bibliothek verzeichnet diese Publikation in der Deutschen Nationalbibliografie; detaillierte bibliografische Daten sind im Internet über http://dnb.d-nb.de/ abrufbar.

Dieses Werk sowie alle darin enthaltenen einzelnen Beiträge und Abbildungen sind urheberrechtlich geschützt. Jede Verwertung, die nicht ausdrücklich vom Urheberrechtsschutz zugelassen ist, bedarf der vorherigen Zustimmung des Verlages. Das gilt insbesondere für Vervielfältigungen, Bearbeitungen, Übersetzungen, Mikroverfilmungen, Auswertungen durch Datenbanken und für die Einspeicherung und Verarbeitung in elektronische Systeme. Alle Rechte, auch die des auszugsweisen Nachdrucks, der fotomechanischen Wiedergabe (einschließlich Mikrokopie) sowie der Auswertung durch Datenbanken oder ähnliche Einrichtungen, vorbehalten.

Impressum:

Copyright © 2009 GRIN Verlag, Open Publishing GmbH
Druck und Bindung: Books on Demand GmbH, Norderstedt Germany
ISBN: 9783640559213

Dieses Buch bei GRIN:

http://www.grin.com/de/e-book/144924/projektarbeit-fehler-management-als-teil-des-risikomanagements-in-der

Britta Schwetlick

Projektarbeit: Fehler-Management als Teil des Risikomanagements in der Strahlentherapie

GRIN Verlag

GRIN - Your knowledge has value

Der GRIN Verlag publiziert seit 1998 wissenschaftliche Arbeiten von Studenten, Hochschullehrern und anderen Akademikern als eBook und gedrucktes Buch. Die Verlagswebsite www.grin.com ist die ideale Plattform zur Veröffentlichung von Hausarbeiten, Abschlussarbeiten, wissenschaftlichen Aufsätzen, Dissertationen und Fachbüchern.

Besuchen Sie uns im Internet:

http://www.grin.com/

http://www.facebook.com/grincom

http://www.twitter.com/grin_com

VWA Verwaltungs- und Wirtschafs-Akademie
Essen

Berufsbegleitender Studiengang zur
Gesundheits- und Sozial-Ökonomin

IV. Semester

Projektarbeit

**Fehler-Management als Teil des Risikomanagements
in der Strahlentherapie**

Autorin: Britta Schwetlick

Essen, den 30.05.2009

Inhaltsverzeichnis

Einleitung   1

1. Grundlagen

1.1 Begriffserklärung
Klinisches Risikomanagement, Fehlermanagement,
Strahlentherapie   3

1.2 Gesetzliche Grundlagen
Im klinischen Risikomanagement, für Fehlermanagement
in der Strahlentherapie   4

2. Fehlermanagement

2.1 Voraussetzungen für ein Fehlermanagement   6
2.2 Aufbau eines Fehlermanagements in der Strahlentherapie   12
2.3 Einführung des Fehlermanagementsystems   17
2.4 Probleme beim Umgang mit dem System   18

3. Fazit und Ausblick   20

Glossar   22

Literaturverzeichnis   24

Abkürzungsverzeichnis

Aufl.	Auflage
ÄZQ	Ärztlichem Zentrums für Qualität in der Medizin
BGH	Bundesgerichtshof
DRG	Diagnosis Related Groups (Deutsch Diagnosebezogene Fallgruppen)
MAV	Mitarbeiter-Vertretung
MEV	Mega-Elektronen-Volt
OLG	Oberlandesgericht
PDCA	Plan / Do / Check / Act
QM	Qualitätsmanagement
QMB	Qualitätsbeauftragter
RöV	Röntgenverordnung
SGB	Sozial – Gesetz - Buch
StrlSchV	Strahlenschutzverordnung
vgl.	vergleiche

Abbildungsverzeichnis

1. Ablaufplan zum „Gesunden" Fehlersystem	11
2. Beispiel eines Fehlerschlüssels	13
3. Meldeformular für Zwischenfälle	14
4. Ereignisprotokoll	15

Einleitung

„Überall wo Menschen arbeiten, unterlaufen ihnen dabei auch Fehler. Obwohl das Fehler machen also menschlich ist, sollte man sie nicht einfach akzeptieren, denn in der Regel bleiben sie nicht ohne Folgen. In der Berufswelt des Krankenhauses, bei der die Gesundheit der Patienten im Vordergrund steht, können diese Folgen tragisch und unumkehrbar sein. Verwechslungen von Patienten, falsch zugeordnete Befunde und die falsch operierte Seite sind Beispiele für Irrtümer, die nur selten eine breite Öffentlichkeit erreichen, und sind nur die Spitze eines Eisbergs".[1]

Behandlungsfehler in Krankenhäusern sind neben ethischen und juristischen Aspekten wie z. B. strafrechtliche oder zivilrechtliche Folgen, auch durch ökonomische Auswirkungen (Schadenersatzanspruch) für das Management interessant. Aufgrund der möglichen Auswirkungen ergibt sich also der Anspruch, dass Fehler zu vermeiden sind.

Dieser Anspruch steht in Konflikt zur menschlichen Natur: Menschen machen Fehler, es dürfen aber keine Fehler passieren. Beim Umgang mit dieser Situation werden aufgetretene Fehler vertuscht oder verleugnet. Bei dieser Strategie besteht die Gefahr, dass sich ein aufgetretener Fehler so oder so ähnlich wiederholt. Um vermeidbare Fehler langfristig zu unterbinden, bedarf es eines Fehlermanagement - Systems. Ziel ist es, aufgetretene Fehler systematisch zu erfassen, zu analysieren und Maßnahmen zu ergreifen, die ein erneutes Auftreten weniger wahrscheinlich machen. Das heißt: Aus Fehlern Konsequenzen ziehen."[2]

Je nach vorherrschender Fehlerkultur, die sich in eine „positive Fehlerkultur" und eine „Kultur der Schuldzuweisungen" unterteilen lässt, sehen die Konsequenzen unterschiedlich aus.
In der Kultur der Schuldzuweisungen werden für aufgetretene Fehler Schuldige gesucht, gefunden und dann bestraft, was eher zum Vertuschen von Fehlern führt.

---

[1] Vgl.: Rieger, T, : (7/ 2006), S. 1
[2] Vgl.: ebd.

In der positiven Fehlerkultur wird ein Fehler als Ausgangspunkt für Verbesserungen gesehen. Konsequenz ist hier die kontinuierliche Verbesserung von betrieblichen Prozessen und Sicherungssystemen.

Um einen Übergang zur positiven Fehlerkultur zu erreichen, ist es wichtig, viele aufgetretene Fehler zu erfassen, um in der Folge möglichst viele schon mal aufgetretene Fehler vermeiden zu können. Dabei ergibt sich das Problem, dass es Menschen schwerfällt, einen begangenen Fehler zuzugeben. Es gibt verschiedene Hemmschwellen zu überwinden zum Beispiel die Erwartung negativer Konsequenzen.

Ein Fehlermeldesystem in einer positiven Fehlerkultur das es den Benutzern einfach macht, auch anonym Fehler zu melden, kann somit dazu beitragen, mehr Fehler zu erfassen, daraus zu lernen und sie in der Zukunft zu vermeiden.

Ziel dieser Arbeit ist die Herausarbeitung eines möglichen Fehlermanagementsystems in der Strahlentherapie.

Das Vorgehen in dieser Arbeit ist im Wesentlichen durch vier Schritte geprägt. Nach Überlegungen zur Begriffsdefinition (Kapitel 1.1) und den gesetzlichen Grundlagen (Kapitel 1.2) werden die Voraussetzungen für das Fehlermanagementsystem (Kapitel 2.1) und der Aufbau (Kapitel 2.2) betrachtet, um die erforderlichen Anstrengungen und entstehenden Kosten darzulegen. Im Folgenden wird ein Konzept zur Einführung (Kapitel 2.3) näher betrachtet und welche Probleme beim Umgang mit dem System (Kapitel 2.4) entstehen können.

Relevante Erkenntnisse und Fehlermeldesysteme aus der Literatur werden dabei nicht in einem Abschnitt zusammengefasst dargestellt, sondern fließen an geeigneten Stellen jeweils ein.

1. Grundlagen

1.1 Begriffserklärung

Im Themenbereich Risikomanagement und Fehlermanagement gibt es eine Vielzahl von Begriffen und Definitionen. In dieser Arbeit soll auf das klinische Risikomanagement und die Definition von Fehlern im Gesundheitswesen eingegangen werden, daher erfolgt die Begriffserklärung anhand von verwendeten Definitionen im klinischen Alltag.

Klinisches Risikomanagement

Nach Führing[3] ist Risikomanagement ein Präventionssystem, das Risiken bei der Patientenversorgung reduzieren soll, und die Zielsetzung der ständigen Verbesserung der Behandlungsqualität und Patientensicherheit verfolgt, sowie der Abwehr ungerechtfertigter Anspruchsstellungen von Patienten gegen die Institution Krankenhaus dient. Klinisches Risikomanagement beinhaltet also die Maximierung und Optimierung der Patientensicherheit und ist eine Management – Methode, um juristische Folgen aus einem Behandlungsfehler zu verhindern.

Fehlermanagement

Fehlermanagement ist die Organisation von Fehlerentdeckung, Fehlerdiagnose, Fehlerkompensation und der Fehlerkorrektur. Es beinhaltet den aktiven Umgang mit Fehlern. Es bedeutet, das die Mitarbeiter geschult werden daraufhin, das Fehler zugegeben werden dürfen, diese dokumentiert und analysiert werden. Des Weiteren steht im Vordergrund, aus den in der Fehleranalyse erfassten Daten zu lernen und einen Vermeidungsweg zu finden.

„Wenn Risikoerkenntnis ein wichtiges Instrument der Fehlervermeidung ist, dann ist jedes Erkenntnissystem, das Risiken erkennbar macht, eine Steigerung der Qualität der Gesundheitsversorgung."[4]

---

[3] Vgl.: Führing, M., Gausmann, P.: (2004)
[4] Vgl.: CIRS Handlungsempfehlung, S.2, (2006)

Strahlentherapie

„ Im deutschsprachigen Raum werden die Begriffe Strahlentherapie, Radiotherapie und Radioonkologie als Synonyme gebraucht und entsprechend die Ärzte in der Strahlentherapie als Strahlentherapeuten, Radiotherapeuten oder Radioonkologen bezeichnet."

„Strahlentherapie ist der alte deutsche Begriff für die Behandlung von bösartigen und nicht bösartigen Erkrankungen innerhalb der Radiologie mit ionisierenden Strahlen."[5]
Dies gilt sowohl im stationären wie im ambulanten Bereich für Strahlentherapie.

1.2 Gesetzliche Grundlagen

Klinisches Risikomanagement

Grundsätzlich gibt es keine Rechtspflicht Risikomanagement zu betreiben. Lediglich das Qualitätsmanagement wird gesetzlich geregelt.[6] Dies betrifft aber nicht den haftungsrechtlichen Bereich, der der Hauptgrund zum Führen von Risikomanagementsystemen ist. „ Dabei ist das Risikomanagement primär an der zivilrechtlichen und strafrechtlichen Rechtsprechung des BGH und der einzelnen OLG orientiert. Aus der umfangreichen und immer weiter zunehmenden Rechtsprechung werden dabei präventive und generelle Schlüsse gezogen und im Krankenhausalltag umgesetzt, um offensichtliche Haftungsfallen zu vermeiden." [7]
Zivilrechtlich greifen hier aus dem Haftungsrecht der § 280 BGB Haftung aus Vertrag und die § 823 ff. BGB Haftung aus unerlaubter Handlung, strafrechtlich ist hier die Körperverletzung § 223 ff. StGB zu nennen.
Auch der Datenschutz darf nicht außer Acht gelassen werden, hier gilt der § 203 StGB und das Bundesdatenschutzgesetz (BDSG).

---

[5] Vgl.: Sauer, R. : (1993)
[6] Vgl. §§ 80ff SGB XI, §§ 135 SGB V, insbesondere die Verpflichtung in § 135a Abs.2 Nr.2 SGB V
[7] Vgl. : Koller,Chr., v. Langsdorff, U. : (2005)

Fehlermanagement

Es gibt keine expliziten gesetzlichen Grundlagen für ein Fehlermanagement im Krankenhaus, häufig wird es als Bestandteil des Qualitätsmanagement angesehen und unterliegt demnach § 135a und § 137 SGB V und §112 ff. SGB XI für Qualitätsmanagement.

Im Gesundheitswesen gibt es verschiede Qualitätsmanagementsysteme (QM-System). Ein häufig Gewähltes ist die Zertifizierung nach DIN EN ISO 9001:2001. Sie legt die Anforderungen an ein QM-System für den Fall fest, dass eine Organisation die Fähigkeit darlegen muss, Produkte bereitzustellen, welche die Anforderungen der Kunden und auch behördliche Anforderungen erfüllen, und anstrebt, die Kundenzufriedenheit zu erhöhen.

Diese Norm beschreibt modellhaft das gesamte Qualitätsmanagementsystem und ist Basis für ein umfassendes Qualitätsmanagementsystem. In der neuesten Fassung der DIN EN ISO 9001:2008 wird für Häuser, die nach Ihr zertifiziert sind, fest vorgeschrieben, dass ein Fehlermanagement einzuführen ist. Ebenfalls greift das BDSG.

Strahlentherapie

Für den Bereich der Strahlentherapie gelten neben den zivilrechtlichen und strafrechtlichen Gesetzen die Gesetze des Arztrechtes, sowie die Verordnung über den Schutz vor Schäden durch Röntgenstrahlen (Röntgenverordnung - RöV). Die RöV regelt den Umgang für Röntgeneinrichtungen mit einer Grenzenergie von 3 Mega-Elektronen-Volt.

Ebenso gilt die Verordnung über den Schutz vor Schäden durch ionisierende Strahlen (Strahlenschutzverordnung – StrlSchV). Die StrlSchV regelt den Umgang mit radioaktiven Stoffen und die Errichtung und den Betrieb von Anlagen zur Erzeugung ionisierender Strahlung mit Ausnahme von Geräten zur Beschleunigung von Elektronen bis 3MeV.

Die Regelungen dieser beiden Verordnungen liegen den Empfehlungen der Internationalen Strahlenschutzkommission (IRCP) zugrunde.

Die nationale Gesetzgebung der BRD ist darüber hinaus an die Richtlinien der EU gebunden und verpflichtet, diese Richtlinien in nationales Gesetz umzusetzen. Diese Regelungen gelten sowohl im stationären wie im ambulanten Bereich für Strahlentherapie.

2. Fehlermanagement

2.1 Voraussetzungen für ein Fehlermanagement

Um ein Fehlermanagement einzuführen, muss man sich seiner engen Beziehung zum Risiko- und Qualitätsmanagement bewusst sein.

„Die Grundlage des Risikomanagementsystems bildet der Risikomanagementprozess."[8]

Er besteht im ersten Schritt aus einer Risikostrategie, welche von der Klinikleitung festgelegt wird und die Rahmenbedingungen schafft. Es folgt die Risikoinventur, hier werden Risiken und deren Ursachen identifiziert und diese dann in einer Bestandsliste die organisatorischen Schwachstellen systematisch dokumentiert.

Die Risikoanalyse dient der Ursachensuche. Hierzu werden Risiken in Teilrisiken zerlegt, um Ursache-Wirkungs-Beziehungen zu erkennen. Bei der Risikobewertung, werden die Wahrscheinlichkeit des Eintritts (Eintrittswahrscheinlichkeit) und die Intensität der Auswirkung (Schadenshöhe) bewertet. Eine mögliche Einteilung in drei Gruppen ist:

1. Großrisiko = Existenzbedrohung, möglichst über Versicherung ausschließen.

2. Mittleres Risiko = Störung zwingt zur Veränderung der Unternehmensziele.

3. Kleinrisiko = es zwingt zur Veränderung von Abläufen.

Die Ergebnisse können mit einer Risikomatrix dargestellt werden. Aus der Matrix können die Risiken in Abhängigkeit von Eintrittswahrscheinlichkeit und Schadenshöhe abgelesen werden und der daraus resultierende Handlungsbedarf.

Die Risikosteuerung ist, die Art und Weise, in der eine Organisation mit den identifizierten Risiken umgeht. Grundlage ist hier die Überwachung und das Vorhandensein von Risikoplänen (Brandschutzplan, Notfallpläne).

Weitere Möglichkeiten zum Umgang mit Risiken sind die Risikovermeidung und Verminderung, Risikoübertragung (Haftpflichtversicherung oder Vertragsausschlüsse).

---

[8] Vgl.: Kahla-Witzsch, H.A.: S. 50, (2005)

Die Risikoüberwachung beinhaltet die kontinuierliche Kontrolle des Risikoprozesses sowie die Überprüfung der Wirksamkeit.

Die Risikodokumentation sollte ein Risikomanagementhandbuch beinhalten, indem die Methodik und Prozesse des Risikomanagements dargelegt sind. Bestandteil sind auch Formulare und Checklisten, die zur Erfassung und Meldung angewendet werden, sowie der Risikomanagementbericht.

Die Risikokommunikation ist das Herzstück, sie spiegelt die Risikopolitik wieder und dient dazu, alle Beteiligten für Risiken und deren Vermeidung zu sensibilisieren.[9]

Bei Risikodokumentation und Kommunikation zeigen sich Parallelen zum Qualitätsmanagement und Fehlermanagement, beide enthalten auch Formulare, Checklisten und Handbücher mit Standard Operating Procedure (SOP), im Deutschen, Standardvorgehensweise genannt, dies ist eine Arbeitsanweisung, welche das Vorgehen innerhalb eines Arbeitsprozesses beschreibt. Häufig wiederkehrende Arbeitsabläufe werden textlich beschrieben und den Ausführenden erklärend an die Hand gegeben.

Wie auch beim QM-System sollten für Risikomanagement und Fehlermanagement von der Leitungsebene die dafür verantwortlichen Personen bestimmt werden. Dies sind sogenannte Beauftragte, die sich um ein funktionierendes und lernendes System kümmern. Hier gilt es, auch Personen einzubeziehen, die durch rechtliche Vorschriften sowie so schon zum Beauftragten benannt sind. Im Bereich der medizinischen Geräte, ist dies der Medizingeräte - Beauftragte, für alle Bereiche die der RöV und der StrlSchV unterliegen, der Strahlenschutzbeauftragte.

Eine Voraussetzung für das Fehlermanagement ist die Organisation der Fehlerentdeckung. Hierfür müssen Fehler definiert werden.

Im QM wird unter einem Fehler die Nichterfüllung einer Anforderung verstanden. (DIN EN ISO 9000:2000, 3.6.2). Als Anforderung bezeichnet man wiederum ein Erfordernis oder eine Erwartung, das oder die festgelegt, üblicherweise vorausgesetzt oder verpflichtend ist (DIN EN ISO 9000:2000, 3.1.2.).[10]

---

[9] Vgl.: Kahla-Witzsch, H.A.: S. 50 ff. (2005)
[10] Vgl.: Kahla-Witzsch, H.A.: S. 16 (2005)

Eine Definitionsmöglichkeit ist auch, Fehler über deren Art und Auftreten zu klassifizieren:[11]

- Diagnostische Fehler = in der Diagnosestellung, bei einer zu alten Untersuchungsmethode oder Fehler bei der Durchführung einer Untersuchung

- Behandlungsfehler = bei der Durchführung einer Operation, einer Prozedur, eines Tests oder einer Behandlung

- Ausführungsfehler = Fehlende oder fehlerhafte vorbeugende Behandlung, unzureichende Nachbeobachtung, Fehler bei der Kommunikation

- Sonstige Fehler = Medizinisch - technischer Fehler, systembedingte Fehler

Um Fehler in bereits bestehenden Abläufen zu erkennen, und bei neuen Abläufen zu vermeiden, bedarf es einer Fehlermöglichkeits- und Einflussanalyse.

Hier wird häufig die FMEA (Failure Mode and Effects Analysis [12]) verwendet, sie ist eine Standardmethode des präventiven Qualitäts- und Risikomanagements.

Bei der FMEA werden potenzielle Fehler untersucht auf: [13]

- Auftrittshäufigkeit (Wahrscheinlichkeit des Auftretens)

- Bedeutung des Fehlers (Ausmaß)

- Entdeckbarkeit des Fehlers (Wahrscheinlichkeit der Entdeckung)

Der Grundgedanke ist die Fehlerverhütung, anstelle von nachfolgender Fehlererkennung und -korrektur. Durch frühzeitige Fehlerursachenerkennung, bereits in der Planungsphase, werden Kontroll- und Fehlerfolgekosten vermieden. Die FMEA wird unterteilt in: die Planungs-FMEA, die Prozess-FMEA und die System-FMEA.

---

[11] Vgl.: ebd.: S. 20 (2005)
[12] Vgl.: Hauke,E.; Holzer,E. : S. 158 (2005)
[13] Vgl.: Hauke,E.; Holzer,E.: S. 159 f.

Ihre Aufgaben sind:

- Qualitätskritische und risikoreiche Komponenten zu analysieren
- Fehler frühzeitig zu erkennen und zu lokalisieren
- Risiken, potenzieller Fehler und Schwachstellen zu erkennen
- Prioritäten zu erkennen
- Leistungsgestaltung, deren Organisation und den Prozess zu verbessern

Sie beinhalten eine Analyse auf potenzielle Fehler, eine Risikobeurteilung, Maßnahmen- bzw. Lösungsvorschläge und letztlich eine Restrisikobewertung. Bei der Anwendung sollten die Beauftragten, die ggf. auch fachübergreifend tätig sind, sich zusammenfinden.

„Die Risikobeurteilung erfolgt durch Ermittlung einer so genannten Risiko-Prioritätszahl (RPZ). Eine im Regelfall multiprofessionelle Projektgruppe, die über die Technik informiert ist, beschreibt den Arbeitsprozess, mögliche Fehler und Folgen werden beschrieben und auf ihre Ursachen analysiert. Kontrollmaßnahmen werden erarbeitet, schließlich wird das Auftreten von Fehlern, ihre Bedeutung und die Wahrscheinlichkeit, sie zu entdecken mit den Werten von 1-10 jeweils bewertet. Durch Multiplikation vom Fehlerauftreten x ihre Bedeutung x Eindeckungswahrscheinlichkeit entsteht die Risikoprioritätszahl (RPZ), die von 1(= kein Risiko) bis 1000 (= höchstes Risiko) reichen kann.

In der Folge werden Maßnahmen zur Risikominimierung erarbeitet, die analog zum IST-Zustand für den Sollzustand bewertet werden und eine Risikoverringerung zum Ziel haben."[14]

Zur Fehlerentdeckung gehört auch, dass Fehler, die im Arbeitsalltag gemacht werden, an das Team des Fehlermanagements gemeldet werden können. Hier bedarf es der Klarheit über die Ängste, die ein Mitarbeiter hat, der einen Fehler zugeben soll, da dieses grundsätzlich Konsequenzen nach sich zieht. Eine deutliches Stellungnahme der

---

[14] Vgl.: Hauke,E.; Holzer,E.: S. 160

Krankenhaus- bzw. der Abteilungsführung zu diesem Problem muss vorhanden sein. Hiermit wird die Fehlerkommunikation ebenfalls wie die Risikokommunikation zum Herzstück des Fehlermanagement - Systems.

Ein häufig angewendetes System im Gesundheitswesen zum Melden von Fehlern, ist das „Critical Incident Reporting System (CIRS). Es ist ein freiwilliges Berichtssystem zur Erhöhung der Patientensicherheit. Und ist Teil eines freien Fehlermanagementkonzeptes. Hier werden von Mitarbeitern unerwünschte Ereignisse, in zeitnaher, standardisierter Weise, anonym und sanktionsfrei, gemeldet. Es folgt eine Analyse der Berichte, sind kritische Situationen und Risiken erkannt, können Strategien zur Vermeidung und Handhabung entwickelt und umgesetzt werden. Durch den Kreislauf des Systems lassen sich so Schadensfolgen vermeiden."[15]

Da sich CIRS gut in ein vorhandenes QM-System integrieren lässt, wird es häufig von Kliniken benutzt, es ist aber nur ein Teil des Fehler- und Klinischen Risikomanagements. Die Möglichkeit, Fehler anonym melden zu können, schafft einen Anreiz, Fehler ohne Angst vor Denunzierung oder Sanktion zu melden. Aber auch der Umgang mit gemeldeten Ereignissen sollte von vorneherein geregelt sein.

Über einen Ablaufplan, „wer, wann, was, wie und wem meldet", sollte es vor Einführung des Systems einen genauen Plan geben. Er beschreibt den Werdegang eines Fehlers beim positiven Umgang, über das Melden, dass Verhalten, die Bearbeitung und die Konsequenzen die sich daraus ergeben. Der dargestellte konstruktive Umgang löst weitere Effekte aus z. B.: Akzeptanz, Lösung des Problems, das Lernen aus dem Fehler und motiviert den Mitarbeiter mit zu denken.

---

[15] Vgl.: http://www.aktionsbuendnis-patientensicherheit.de/ , Stand: 10.04.2009

Ablaufplan zum „Gesunden" Fehlersystem

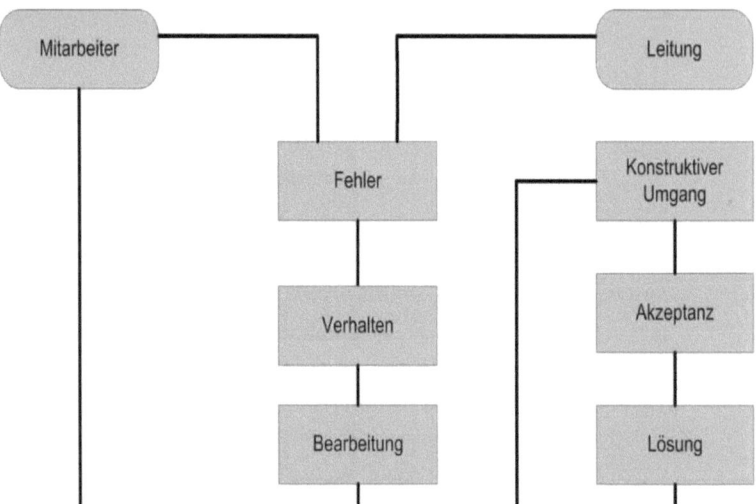

1. Abb. in Anlehnung an: Rimsa, M.: Abb. H 1.3-1 S.4, (07.2006)

Die hierzu gegründete Projektgruppe Fehlermanagement stellt das Grundgerüst zusammen. Der Qualitätsbeauftragte hat hier die Aufgabe die Vorgaben der Leitung mit den erarbeiteten Ergebnissen der Gruppe zu verbinden. Aufgabenstellung ist die Erarbeitung der Fehlerkategorisierung, die Erstellung der Dokumente für das Melden der Fehler, weiterhin die Festlegung, wie gemeldet werden soll, ob z. B. mit Hilfe eines Formulars auf schriftlichem Weg in ein bestimmtes Postfach oder via Onlineformular im Intranet des Hauses. Um gemeldete Fehler zu analysieren und zu bewerten bedarf es ebenfalls vorab klar strukturierter Erfassungs- und Berabeitungsformulare.

Auch die Integration der Fehlerbehebung sollte gegliedert sein, z.B. durch Überarbeitung der internen Leitlinien, der Arbeitsanweisungen und der Ablauforganisation am Arbeitsplatz.

Alternativ zum eigenhändigen Erstellen dieser Dokumentation, gibt es Software, die je nach Größe der Abteilung oder des Krankenhauses einen größeren Kostenaufwand mit sich bringt, da für jeden Rechner eine Lizenz erworben werden muss.

Hat man sich für eine externe Variante entschieden, gibt es z. B. die Möglichkeit, unter www.cirsmedical.de Fehler zu berichten, die Teilnahme ist kostenfrei. CIRS medical-WL ist ein Projekt der Ärztekammer Westfalen-Lippe und des Ärztlichen Zentrums für Qualität in der Medizin (ÄZQ). Hier kann man Fehler melden, Lösungsvorschläge machen, andere Berichte kommentieren und der Fachbeirat der CIRS - Gruppe antwortet auf Fragen. Bei der externen Variante und der internen Intranetmethode ist die EDV - Abteilung unbedingt zu Rate zu ziehen, da sie über die Fachkenntnisse des Datenschutzes innerhalb der EDV-Anlagen verfügt.

Ist das Grundgerüst erstellt und beschlossen, bleibt noch die Frage in welchem Teil des Krankenhaus es als Pilotprojekt eingeführt wird.

In dieser Arbeit sollen der Aufbau und die Einführung eines Fehlermanagementsystem anhand des Beispiels einer Strahlentherapie erfolgen.

2.2 Aufbau eines Fehlermanagements in der Strahlentherapie

Der Aufbau des Fehlermanagementsystems verlangt als Voraussetzung, dass eine erfolgreiche Fehlererfassung mit einer eindeutigen Beschreibung der Fehler, hier abgestimmt auf die Bedürfnisse der Strahlentherapie erfolgt. Hier ist notwendig, Begriffe, die benötigt werden, um Fehler zu erkennen und zu analysieren, genau zu definieren. Hier bietet sich die Methode des Fehlerschlüssels an.

Hier das Beispiel eines Fehlerschlüssels, mit dem Mitarbeiter innerhalb des Systems Fehler beschreiben können. Es dient als Orientierungshilfe anhand von festgelegten Definitionen.

Beispiel eines Fehlerschlüssels

Ebene 1	Ebene 2	Ebene 3
1 Fehlerbeschreibung		Frei formulierte Beschreibung des Fehlers
2 Fehlerfolge		Frei formulierte Beschreibung der Fehlerfolge(n)
3 Fehlerursache	3.1 Mensch	Planungsfehler, Ausführungsfehler, Kommunikationsfehler etc.
	3.2 Gerät/Maschine	Defekt, Bedienungs- oder Wartungsfehler
	3.3 Material	Fehlerhaft, Falschlieferung, Lieferverzug, Handhabungsfehler
	3.4 Methode	Ablauffehler, Prozessfehler, Serienfehler
4 Fehlerbewertung	4.1 Leichter Fehler	z.B. Bestrahlungsfelder wurden nicht miteinander verbunden
	4.2 Mittlerer Fehler	Die Applikationsdosis wurde nicht korrekt berechnet
	4.3 Schwerer Fehler	Der Pat. wurde mit falschen Dosiswert bestrahlt.
5 Fehlerbehebung	Frei formulierte Beschreibung möglicher Maßnahmen zur Fehlerbehebung und Fehlervermeidung	

2. Abb. in Anlehnung an: Rimsa, M.: H 1.3 S. 12 (07.2006)

Anhand des Fehlerschlüssels kann nun der Meldebogen erstellt werden, hier gibt es verschiedene Varianten, im Folgenden sind zwei Mögliche aufgeführt.

Beispiel für einen strukturierten Meldebogen, der sich je nach Fragestellung beliebig modifizieren und ergänzen lässt.

Meldeformular für Zwischenfälle

	Meldeformular für Zwischenfälle in der Strahlentherapie	
Ersteller: n.n. Datum :	Geprüft: n.n. Datum:	Freigegeben: n.n. Datum:

1. Zwischenfall im Zusammenhang mit der Mobilität
Art des Vorfalls
☐ Bettsturz   ☐ Sturz beim Umlagern   ☐ Sturz aus Rollstuhl
Gründe für den Fehler
☐ Mangelnde Beaufsichtigung   ☐ Bodenbeschaffenheit   ☐ unruhiger Patient
☐ Medikamenteneinfluss   ☐ falsches Schuhwerk   ☐ andere ....

2. Zwischenfall im Zusammenhang mit der Nutzung technischer Geräte
Gerät: z. B. Beschleuniger / Simulator
Art des Fehlers: Strahlungsausfall
Gründe für den Fehler: Gerätedefekt

3. Zwischenfall im Zusammenhang mit falscher Dosisapplikation
Gründe für den Fehler
☐ Dosis nicht korrekt berechnet   ☐ Dosisaddierung der einzelnen Felder fehlerhaft
☐ Felddosis ist auf Null gesetzt   ☐ Geräteausfall
☐ andere _____

4. Zwischenfall im Zusammenhang mit dem Patienten
Art des Vorfalls
☐ Patientenverwechslung   ☐ Verwechslung der Lagerungsmittel
Gründe für den Fehler
☐ Unkonzentriertes Personal   ☐ verwirrter Patient
☐ Patient nicht ansprechbar / ohne Namensangabe am Bett
☐ Patient reagiert auf falschen Namen

3.Abb. in Anlehnung an: Kahla-Witzsch, H.A.: S. 145 f., (2005)

Zweite Variante ist das Ereignisprotokoll. Es hat den Vorteil, dass es durch die Verwendung des Begriffs Ereignis nicht negativ belastet ist, wie dies bei dem Begriff „Fehler" der Fall ist. Es ist aufgebaut als Ereignisbogen, lässt sich individuell anpassen und bietet die freie Formulierung von Fehlern und Ereignissen.

Ereignisprotokoll

Ereignisprotokoll		
Ersteller: n.n.	Geprüft: n.n.	Freigegeben: n.n.
Datum :	Datum:	Datum:
Mit diesem Bogen sollen externe und interne Ereignisse erfasst werden, die Auswirkung auf den organisatorischen Ablauf der ambulanten und stationären Patientenversorgung haben. Im Vordergrund steht die Veränderung und Verbesserung von strukturellen Abläufen.		
Betr.: □ Patient □ Angehörige □ Arzt □ MTRA □ Pflege □ sonstige □ Physiker Datum:_____		
Abteilungsexternes Ereignis □ Internes Ereignis □ Fehlerbeschreibung/ mögliche Auswirkung :		
Freiwillige Unterschrift/ Kürzel :		
Sofortmaßnahmen:		
Ursachenbehebung und Langfristige Maßnahmen (vom QMB auszufüllen)		
Weitergeleitet am: Vorgang abgeschlossen (QMB) Datum: Name:		

4. Abb. in Anlehnung an: Kahla-Witzsch, h. a.: S. 146 f. (2005)

Solche Formulare können auch aus einer Software entnommen werden. Um diese im Anschluss Auswerten zu können, braucht man eine Fehlerliste. Mit Hilfe dieser Fehlerliste können die aufgetretenen Fehler erfasst, klassifiziert und Maßnahmen zur Behebung der Fehler dokumentiert werden.
Eine Möglichkeit der Einteilung ist die 4er Klassifizierung von Fehlern:[16]

1. Kritischer Fehler z.B.:   Behandlungsschaden oder Unfall
                               Folgen → gravierend
2. Hauptfehler z.B.:   Kritisches Ereignis oder eine gefährliche Situation,
                               Folgen → begrenzt
3. Nebenfehler z.B.:   beinahe Zwischenfall,
                               Folgen → keine
4. Potenzieller Fehler z.B.:   Latenter Fehler, potenzielle Bedrohung,
                               Folgen → (noch) keine

Je besser ein Fehler beschrieben und klassifiziert wurde, umso einfacher fällt das Analysieren und Bewerten des Fehlers. Bei der Fehleranalyse sind folgende Fragen relevant:[17]

Um welche Art Fehler handelt es sich?
Wo tritt (trat) der Fehler auf?
Von wem wurde der Fehler erkannt?
In welchem Stadium wurde der Fehler erkannt?
Welche Folgen bzw. Auswirkungen hat der Fehler?
Wer bzw. welche Personengruppen sind von dem Fehler betroffen?
Welche und wie viele Ursachen gibt es für den Fehler?
Welche Personengruppen sind an dem Fehler bzw. der Fehlerentstehung beteiligt?
In welchem Bereich sind die Ursachen anzutreffen (Menschen, Maschine etc.)?
Wie häufig tritt der Fehler mit welchem Auswirkungsgrad auf?
Welchen Schweregrad hat der Fehler?
Welche Lösungsmöglichkeiten für den Fehler gibt es?
Wie realistisch sind diese Lösungen und welche Konsequenzen haben sie?

---

[16] Vgl.: Rimsa, M.: H 1.3 S. 14 (07.2006)
[17] Vgl..: ebd., S. 15f

Nun müssen die Daten alle erfasst werden, hier ist entscheidend, nach welchem Fehlererfassungssystem gearbeitet werden soll. Möglich sind: im Intranet mit interaktiver Nutzung, Formulare in Papierform oder innerhalb von Besprechungen. Die Lösungsvorschläge werden dokumentiert und an den vorher bestimmten QMB weitergeleitet.

Die aus der Teamkonferenz zum Fehlermanagement verabschiedeten Maßnahmen werden dann entweder ins Intranet gestellt oder in einer Besprechung mit allen Mitarbeitern bekannt gegeben.

Die Personalkosten für das Fehlermanagementteam richten sich nach dem Zeitbedarf für Auswertungen und Maßnahmenplanung sowie Umsetzung.

2.3 Einführung des Fehlermanagementsystems

Nachdem bei den Voraussetzungen und beim Aufbau alle Personen und Dokumente festgelegt wurden, kann mit der Einführung Schritt für Schritt begonnen werden. Hier am Beispiel einer 4-Schritt-Einführung.

1. Einarbeitung der erforderlichen Dokumente ins EDV-System
2. Schulung der betroffen Mitarbeiter
3. Testphase des Fehlermeldesystems mit Auswertung und ggf. Korrekturen
4. Endgültige Einführung

Bei Schritt 1 sollte die EDV-Abteilung genügend Zeit zum Einrichten und ggf. Aufspielen der Software erhalten. Die Freigabe muss auf allen vorher festgelegten Rechnern erfolgen, damit jeder Mitarbeiter die Möglichkeit hat, möglichst zeitnah melden zu können. Die Formulare sollten benutzerfreundlich integriert werden, um zu verhindern, dass die Mitarbeiter das System wegen zu langer Suche nach den Formularen ignorieren.

Im zweiten Schritt erfolgt die Schulung der Mitarbeiter, hier darf nicht nur der Umgang mit den Formularen und ggf. der Software erfolgen, sondern auch eine Schulung, was Fehlermanagement ist, und was es für die eigene Abteilung und den betroffenen Mitarbeiter bedeutet. Dies beinhaltet, dem Mitarbeiter die Kultur des Vertrauens näher zu bringen, die zum Ausdruck bringt, dass ein Fehler nicht bestraft wird oder irgendwelche Schikanen zur Folge hat, sondern dass eine konstruktive Lösung zur Fehlerbeseitigung und Fehlervermeidung angestrebt wird. Dem Mitarbeiter muss das Gefühl vermittelt werden, das er ernst genommen wird und seine Mitarbeit sich positiv auswirkt. Fortbildungen im Bereich Fehlermanagement werden von Anbietern aus dem Bereich der Gesundheitswirtschaft, von den verschiedenen Fachgesellschaften für medizinisches Personal und der ÄZQ oder Aktionsbündnissen wie z. B. das Aktionsbündnis Patientensicherheit angeboten. Die Möglichkeiten zur Weiterbildung in diesem Bereich, sollte den Mitarbeitern im Intranet zur Verfügung gestellt werden.

Die Testphase des Fehlermeldesystems als dritter Schritt sollte einen vordefinierten Zeitrahmen haben, z.b. drei Monate. Die in dieser Zeit gemeldeten Fehler und Probleme mit dem System werden dann systematisch aufgearbeitet und ggf. Probleme behoben. Die Ergebnisse werden den Mitarbeitern zugänglich gemacht.

Schritt 4 ist die endgültige Einführung des Fehlermeldesystems. Hier wird die verabschiedete Fassung des Systems, zur Nutzung freigegeben. Dies bedeutet jedoch nicht, dass es nicht immer wieder überarbeitet werden muss.

2.4 Probleme beim Umgang mit dem System

Probleme im Umgang mit dem System können technischer Natur sein. Dokumente lassen sich z. B. nicht aufrufen, Auswertungen sind nicht zugänglich oder es gibt zu wenig EDV - Ressourcen.

Auch das Melden kann Probleme bereiten, beispielsweise sind die Meldungen sind mit Personendaten versehen, unvollständig oder werfen nachträgliche Fragen auf, die auf Grund der Anonymität nicht geklärt werden können.

Weitere Themen können sein, dass das Fehlermanagement blockiert wird, weil Kosten und juristische Folgen befürchtet werden, ein Imageschaden für das Haus bzw. die Abteilung erwartet wird, Sorge um den Datenschutz und den Schutz der Mitarbeiter, sowie die Möglichkeit, dass das System zum Kummerkasten wird.

Mitarbeiter sind unter Umständen gegen das Fehlermanagement, weil sie befürchten dass es als Mobbing -Instrument missbraucht wird.[18]

---

[18] in Anlehnung: Koebberling, J. , Bernges, S.: S. 936 ff., (11/2007)

Lösungen für Probleme sollten immer nach dem PDCA - Kreislauf angegangen werden, denn das System kann nur funktionieren, wenn es sich selbst immer wieder infrage stellt.

Um grundsätzlichen Problemen wie z.b. juristischen Folgen oder Imageschaden aus dem Weg zu gehen, ist die Absprache mit dem Rechtsanwalt des Hauses bei Einführung des Fehlermanagements erforderlich.

Dem Imageschaden kann man entgegenwirken durch Öffentlichkeitsarbeit, indem man Patienten und Angehörige mit Informationen über das Fehlermanagement versorgt. Informationsbroschüren die deutlich machen, dass es dem Haus bzw. der Abteilung um die Patientensicherheit geht und das das aktive Lernen aus Fehlern hilft, um eine bessere medizinische Versorgung zu gewährleisten.

Schwierigkeiten wie Mobbing - Versuche über CIRS, dass das System zum Kummerkasten wird oder dass Personen bezogene Daten auftauchen beim Melden, können durch klare schriftliche Vorgaben der Leitung wie auch durch den zuständigen QMB verhindert werden. Immer wiederkehrende Schulungen von neuen sowie auch alten Mitarbeitern sind hier fester Bestandteil des lernenden Systems.

Technische Probleme lassen sich über die Ressourcen der EDV - Abteilung und des QMB, (was Dokumente anbetrifft) gut lösen.

Die Frage der Kosten kann aus zwei Richtungen gesehen werden:[19]

1) Wie teuer wird ein Prozess bei fraglichen Fehlern in der Versorgung eines Patienten.
2) Wie viel muss investiert werden, um mit Fehlermanagement vermeidbare Haftungsfallen zu entdecken.

---

[19] in Anlehnung: Koebberling, J., Bernges, S.: S. 938, (11/2007)

3. Fazit und Ausblick

Das Thema Patientensicherheit und Qualität in der Medizin hat in den letzten Jahren an Stellenwert zugenommen. Die Entwicklung zeigt, dass erkrankte Menschen vermehrt Informationen wollen und die Ansprüche im medizinischen Bereich gestiegen sind. Dies betrifft nicht nur die Patienten und deren Angehörige, sondern auch die Menschen, die in den Gesundheitsberufen arbeiten.

Die Initiativen zur Erhöhung der Patientensicherheit und des Risikomanagement auf Ebene der Verwaltung von Krankenhaus und Abteilungen wie z.B. der Strahlentherapie sollten aber nicht immer wieder zur Neuerfindung des Rades führen, sondern dazu, dass Angehörige der Gesundheitsberufe in ihrer beruflichen und auch menschlichen Aufgabenerfüllung noch bewusster auf Sicherheit von Patienten achten.

Das Führen eines Fehlermanagementsystems kann dazu beitragen, dass vermeidbare Fehler, die zu erheblichen Folgekosten für das Gesundheitssystem werden können, erkannt und systematisch abgestellt werden.

Die Etablierung dieser Systeme geschieht nur langsam. Die immer noch vorherrschende Meinung, dass das Zugeben von Fehlern zur Folge hat, das Schuldige gesucht, gefunden und dann bestraft werden, verhindert die Einführung. Das Umdenken auf eine positive Fehlerkultur wird durch die gesetzliche Verpflichtung zum Qualitätsmanagement in Krankenhäusern und Arztpraxen, sowie durch das gestiegene mediale Interesse gestützt.

Im medizinischen Bereich wird Fehlermangement häufig Teil des Qualitätsmanagements. Je nachdem, welches QM-System man gewählt hat, enthalten die ständigen Nachbesserungen der Systeme auch Pflichteinführungen für Fehlermeldesysteme. Krankenhäuser und Abteilungen, die nach DIN EN ISO 9001:2001 zertifiziert sind, müssen nun nach der Überarbeitung nach DIN EN ISO 9001:2008 ein Fehlermeldesystem einführen. Hier ist klar geregelt, was vom Fehlermanagement erwartet wird.

Solche Nachbesserungen bestehender Normen und die Arbeit wie z.B. des Aktionsbündnisses Patensicherheit oder der Ärztekammern, werden zukünftig dazu führen, dass sich Fehlermanagementsysteme bei immer mehr steigendem Kostendruck im Gesundheitswesen etablieren werden.

Krankenhäuser müssen im Zuge der Einführung von DRG`S und der Gesundheitsreform immer mehr auf ihre Kosten achten. Risikomanagement und Fehlermanagement bedeuten zwar bei der Einführung und Erhaltung des Systems einen höheren Kostenaufwand. Doch lassen sich die Einsparungen aus Kosten für die Haftpflichtversicherung und Ausgaben für die juristische Vertretung bei Prozessen gegenrechnen.

Im Hinblick auf zukünftige Kosten des Gesundheitssystems, kann bei einem sinnvollen Umgang mit den Möglichkeiten aus Risiko- und Fehlermangement nicht nur der Patient von mehr Sicherheit profitieren, sondern auch alle im Gesundheitswesen Beschäftigten. Allgemeine Kosten wie z.B. die Nachbehandlung von Folgeschäden, die die Krankenkasse finanzieren muss, könnten gesenkt werden. Hierdurch profitieren alle, die an unserem paritätisch finanzierten System beteiligt sind.

Glossar

Beschleuniger — In der Physik werden mit Hilfe von Beschleunigern Elektronen und Protonen auf extrem hohe Energien beschleunigt. In der Medizin dienen Beschleuniger im Wesentlichen der Bestrahlung von bösartigen Tumoren (Krebs). Sie ergänzen in der Regel die operativen sowie Chemo- und Immuntherapien. Neben bösartigen Erkrankungen können unter anderem bestimmte Gelenkerkrankungen wie die Gelenkentzündung (Arthritis) und der Gelenkverschleiß (Arthrose) bestrahlt werden.

DIN EN ISO — DIN steht für Deutsches Institut für Normung
EN steht für europäische Norm
ISO steht für International Standard Organisation

DRG — Diagnosis Related Groups (deutsch Diagnosebezogene Fallgruppen) bezeichnen ein ökonomisch-medizinisches Klassifikationssystem, bei dem Patienten anhand ihrer Diagnosen und der durchgeführten Behandlungen in Fallgruppen klassifiziert werden, die nach dem für die Behandlung erforderlichen ökonomischen Aufwand unterteilt und bewertet sind. DRGs werden in verschiedenen Ländern zur Finanzierung von Krankenhausbehandlungen verwendet. Während in den meisten Ländern, die DRGs, krankenhausbezogen zur Verteilung staatlicher oder versicherungsbezogener Budgets verwendet werden. Wurde in Deutschland das 2003 eingeführte DRG-System zu einem Fallpauschalensystem umgestaltet und seither zur Vergütung der einzelnen Krankenhausfälle verwendet.

Medizin-Geräte
Beauftragter	Wird vom Gerätebetreiber (Vorstand einer Klinik, Chef einer Abteilung) bestimmt. Er ist dafür verantwortlich, die Geräte zu betreuen, Ersteinweisungen durchzuführen, vorgeschriebene Prüfungsintervalle einzuhalten, Sorge dafür zu tragen das Bedienungsanleitungen vorhanden sind.

Qualitäts-
Beauftragter	Beauftragter der obersten Leitung: Leitungsmitglied mit Verantwortung und Befugnis, um sicherzustellen, dass die für das Qualitätsmanagement erforderlichen Prozesse eingeführt, verwirklicht und aufrechterhalten werden; er hat die Aufgabe, der obersten Leitung über Leistung und Verbesserungsbedarf des QM-Systems zu berichten und soll in der gesamten Organisation das Bewusstsein bezüglich Kundenanforderung fördern.

Strahlenschutz-
Beauftragter	Der Strahlenschutzbeauftragte trägt die Verantwortung für die Einhaltung der Strahlenschutzverordnung. Er überwacht alle behördlichen Bestimmungen, muss die Strahlenschutzgrundsätze gewährleisten, ist für die Erstellung der Strahlenschutzanweisung sowie für die Regelungen im Umgang mit radioaktiven Stoffen verantwortlich. Eine Hauptaufgabe ist die Überwachung der Bestrahlungsanlagen und deren regelmäßige Prüfung durch Messverfahren.

Literaturverzeichnis

Albrecht, M., Töpfer, A.: Erfolgreiches Changemanagement im Krankenhaus, Springer Medizin Verlag, Heidelberg (2006), S. 449 ff.

Führing,, M., Gausmann,P.: Klinisches Risikomanagement im DRG-Kontext. Integration von Risiko-Kontrollpunkten in klinische Pfade, Kohlhammer, Stuttgart (2004)

Holzer, E.; Thomeczek,C.; Hauke, E.; Conen, D.; Hochreutner, M.A.: Patientensicherheit – Leitfaden für den Umgang mit Risiken im Gesundheitswesen, Facultas Verlags- u. Buchhandels AG, Wien (2005)

Kahla-Witzsch,H.A.: Praxis des Klinischen Risikomanagement S. 146 f., Hrsg.: Hellmann, W., Ecomed Medizin, Verlagsgruppe Hüthig Jehle Rehm GmbH, Landsberg, (2005)

Koebberling, J.; Bernges, S.: Critical Incident Reporting System (CIRS)
Eine überzeugende Idee, Probleme in der Umsetzung, Medizinische Klinik, 102:936–8 (Nr. 11), Urban & Vogel, München, (2007)

Koller, Chr., v. Langsdorff, U.: Risikomanagement im Krankenhaus, Economica Verlagsgruppe Hüthig Jehle Rehm GmbH, Heidelberg, München, Landsberg, (2005)

Rieger, T,: Diplomarbeit; Soziale Arbeit - Sozialmanagement/ -administration; Abgabe Juli 2006; 67 Seiten; Sprache Deutsch
Fachhochschule Bielefeld - University of Applied Sciences Deutschland

Rimsa, M.: Fehlermeldung mit System, erschienen in: „Personalpraxis in der stationären Altenpflege", Raabe Verlag, Stuttgart, (07.2006)

Sauer, R.: Strahlentherapie und Onkologie für technische Assistenten in der Medizin, 2.Aufl.-, Urban und Schwarzenberg, München; Wien; Baltimore (1993)

Internetquellen

http://www.aktionsbuendnis-patientensicherheit.de/Veröffentlichungen und Downloads. Empfehlungen zur Einführung von Critical Incident Reporting Systemen (CIRS) Praxistipps für Krankenhäuser sowie Empfehlung zur Einführung von CIRS im Krankenhaus, Stand: 10.04.2009

BEI GRIN MACHT SICH IHR WISSEN BEZAHLT

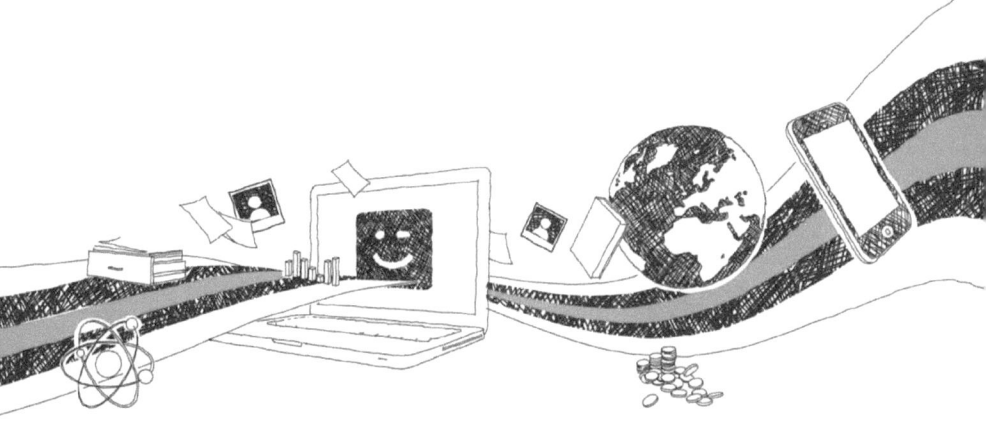

- Wir veröffentlichen Ihre Hausarbeit, Bachelor- und Masterarbeit

- Ihr eigenes eBook und Buch - weltweit in allen wichtigen Shops

- Verdienen Sie an jedem Verkauf

Jetzt bei www.GRIN.com hochladen und kostenlos publizieren

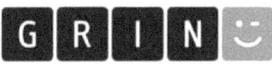